LA DOCTRINE PHYSIOLOGIQUE MODERNE

# PROGRAMME DES TRAVAUX

DU

Docteur MOURGUE
(DU GARD)
Membre correspondant de plusieurs Sociétés de médecine,
Honoré de plusieurs médailles

> Si tu brillais sans être utile,
> Un jour, de toi l'on dirait :
> Ce n'est qu'une étoile qui file,
> Qui file, file, et disparaît.
>
> BÉRENGER.



ALAIS
IMPRIMERIE PRADON, RUE D'AVÉJAN
1892

## VARIÉTÉS

### I

*Une conception Géologique des Cévennes. — L'éruption [illegible]*

*l'Aigoual — Les Causses — les Gorges du Ta[illegible]*

*Les atterrissements primitifs.*

1. La mer universelle. — L'immersion du globe terr[illegible] central, la matière, à l'état de *fusion ignée*, 3. la solidifi[illegible]sation de la matière fusible, 4. la surface stratifiée, sédimen[illegible] du globe, par *fusion aqueuse*.

5. La tension de la vapeur ignée ; — 6. la révolution, l'érupt[illegible]que; — 7. le soulèvement de la carcasse périphérique, *calca[illegible]* 8. son éclat, le *cratère* cosmique; son fendillement, — les *f[illegible]*

9. L'éruption des montagnes primitives par le cratère, — [illegible]nement du *dôme calcaire* par ses failles : — Les *causses calca[illegible]*

Toute montagne plutonique, primitive, est une *éruption* [illegible] révolution du *feu central*.

Toute montagne stratifiée, sédimentaire, calcaire, est un [illegible] *plutonique*, une émersion *neptunique*.

Les assises, les bancs des montagnes *sédimenteuses* sont [illegible] inclinés, dressés vers l'*éruption plutonique*.

Sur les bords du cratère, partout, ces vastes assises [illegible] coupées à pic, et en escalier, de la surface au centre, et offrent [illegible] soulèvement vers le foyer plutonique, vers *l'Aigoual*, à 1564 m[illegible] son observatoire, l'œuvre d'un savant et regretté compatriote, [illegible] Perrier (1).

Leur horizontalité est un fait local, restreint, exceptionnel. L[illegible] relative des montagnes *éruptives* est supérieure à celle des m[illegible] *stratifiées*, qui en dérivent.

Ce n'est pas la *mer*, comme le croyait l'illustre Buffon, mais [illegible] *terre* qui s'est élevée à la hauteur considérable, — 2 à 3000 [illegible] constaté des productions marines.

Les éruptions plutoniques, qui soulèvent les montagnes, [illegible] nent, — *les déluges* partiels. Le *déluge* universel est un myth[illegible] la mer *universelle*, dans laquelle était immergée la terre *pr[illegible]* [illegible] mer, en se retirant, a déposé, sur la terre, les débris *all[illegible]* [illegible] l'éruption. — Les *atterrissements* primitifs, sur lesquels [illegible]

L'éruption des Cévennes se rattache à la série des révol[illegible] [illegible] principales montagnes [illegible] [illegible] du globe.

[illegible] cette vaste éruption [illegible]

LA DOCTRINE PHYSIOLOGIQUE MODERNE

# PROGRAMME DES TRAVAUX

DU

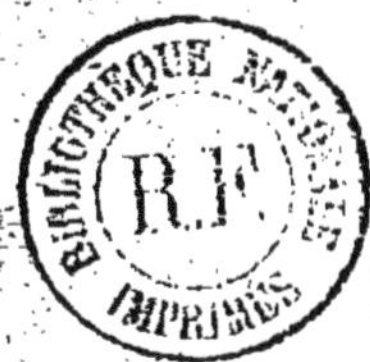


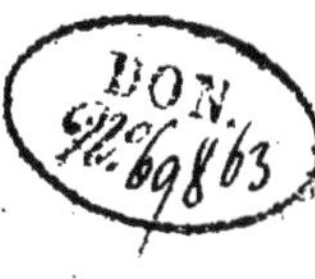


Docteur MOURGUE
(DU GARD)
Membre correspondant de plusieurs Sociétés de médecine,
Honoré de plusieurs médailles

> Si tu brillais sans être utile,
> Un jour, de toi l'on dirait :
> Ce n'est qu'une étoile qui file,
> Qui file, file, et disparaît.
>
> BÉRENGER.



ALAIS
IMPRIMERIE PRADON, RUE D'AVÉJAN

1892

*J'ai beaucoup travaillé, beaucoup voyagé et beaucoup observé. heure de la retraite a sonné, il est temps de se recueillir, de rédiger s observations, de réunir ces matériaux, de leur donner un corps — but de* **La Doctrine Physiologique moderne.**

*En attendant, je donne le* PROGRAMME *de ces travaux réduits à dée mère, au fait utile, pratique. Voici le titre des principaux jets analysés dans ce programme.*

MOURGUE.

*Lasalle, le 20 Mai 1892.*

# LA DOCTRINE PHYSIOLOGIQUE MODERNE

## PROGRAMME

### I

### MÉDECINE

I. *La Théorie météorique.*

Le rôle du monde extérieur dans les phénomènes de la vie et de a mort.

II. *Le système névrasculaire; L'irritation névrasculaire.*

III. *La Doctrine physiologique moderne.*

IV. *Le rôle de l'irritation névrasculaire*, dans les maladies : *. cardiaques,* théorie de l'asystolie; *b. cérébo-spinales,* leur dia- nostic différentiel, etc.; *c.* dans les maladies *complexes, frustes,* arvées : goitre exophthalmique, maladie bronzée; *d.* comme multi- licité, coexistence, sur le même sujet, de divers organopathies et e diverses maladies organiques, diathésiques; Pléïade *organopa- hique, pneumogastrique, asystolique.*

V. *La gravité relative* des lésions du sommet des poumons; à état aigu, — *méningite sympathique;* à l'état chronique, *tubercu- se pulmonaire.*

VI. *Le rôle des causes morbides :* 1° cosmiques générales; 2° socia- s, spéciales, dans les maladies épidémiques des êtres organisés.

VII. *Théorie parasitaire météorique*, fondée sur le *délabrement rganique* du sujet, comme terrain propice, cause prédisposante : et ur l'*intervention météorique*, cause déterminante.

VIII. *Le dogme de l'autophagisme* dans les maladies, comme con- rmation de la théorie parasitaire.

IX. *L'analyse organopathique* de la fièvre typhoïde, comme type pidémique.

X. *La toile d'araignée*, comme antipériodique, contre les névral- ies, le tic douloureux, et certaines fièvres rebelles ou antipathiques la quinine.

XI. *Quelques faits* pour servir à l'histoire des maladies épidémi- ues, dans le midi de la France. Apparition, coexistence de la révolution *cosmique*, du *parasitisme*, et des maladies épidémiques des *végétaux*, des *animaux* et de *l'homme*. Relation de diverses épidémies de fièvre typhoïde, de variole, de rougeole, de croup.

Quelques données du *cycle*, quelques points de l'orbite, de l'*épidémicité*.

(Mémoires de réception à l'Académie des sciences et belles lettres de Montpellier.)

XII. *De la pleuro-pneumonie* typhoïde, fluxion de poitrine diffluente spumescente, râlante; et de son traitement spécial par les révulsifs, les analeptiques et les expectorants.

(Mémoire couronné par la Société de médecine de Bordeaux 1850.)

XIII. *Des funestes effets* du tabac à priser, ou *nicotisme constitutionnel :* — Phlogose digestive, chronique, dyspeptique. diarrhéique émaciente, grave, consciente, — le *spectre noir!*

(Mémoire couronné par l'Association française contre l'abus du tabac et des boissons alcooliques. — Prix Blatin, 1875.

XIV. *Le choléra*, dans le midi de la France, sous le rapport de la constitution géologique du sol, et de la nature des eaux.

(Médaille de dévouement du gouvernement de Louis-Philippe.)

## II

## OBSTÉTRIQUE

XV. *Traitement de la métrorrhagie* puerpérale grave, avant pendant et après l'accouchement, par l'emploi combiné de :

1° La compression prolongée de l'aorte abdominale;

2° Le tamponnement massif, à deux ou trois mouchoirs;

3° Le seigle ergoté, à haute dose. (Mémoire présenté à la Société de chirurgie de Paris, 1880.)

XVI. *La version* à *tergo*, — la femme couchée sur le ventre, — dans les positions en travers, où le plan abdominal de l'enfant est en avant, ou en haut.

XVII. *Divers cas remarquables* de la pratique obstétricale : parallèle de la version et du forceps, dans certains cas de dystocie, par rétrécissement du bassin : — plusieurs cas de céphalotripsie, pour rétrécissement du bassin, pour hydrocéphalie, — version. *in extremis;* évolution spontanée, dans quelques positions en travers.

## III

## CHIRURGIE

XVIII. *De la compression*, comme méthode exclusive de traitement du paraphimosis. (Mémoire analysé par l'*Abeille médicale*, 1844.)

XIX. *Traitement abortif* de l'érysipèle ambulant par les cautérisations et les vésicatoires linéaires, par le collodion élastique, --- le cercle cabalistique. (Congrès de Paris 1878.)

XX. *Traitement* de l ongle rentré dans les chairs, par la cautérisation et la compression.

XXI. *Quelques* faits pour servir à l'histoire de l'étranglement herniaire. Divers cas de hernie étranglée, terminés par : *a.* la mort ; *b.* l'infirmité. --- Anus contre nature ; --- guérison spontanée ; *c.* la guérison médicale, chirurgicale. Divers cas de kélotomie ; --- simplification et vulgarisation de l'opération de la hernie étranglée.

XXII. L'enkystement providentiel des tumeurs malignes, au point du diagnostic, du pronostic et du traitement opératoire, — l'énucléation. (Communication à la Société chirurgicale de Paris.)

## IV

## VARIÉTÉS

XXII. *Impressions* de voyage d'un médecin en France, et à l'étranger. Etudes de mœurs, usages, monuments, productions.

1° Une visite dans les principaux hopitaux de la France ; à Paris, pendant le bombardement, et dans les pays voisins.

Le *respect* humain et les grandes consultations nosocomiales, en Italie, en Belgique.

2° Le suicide est une folie ; et la folie est, souvent, la projection nèvrasculaire sur le cerveau, d'un foyer idéiopathique, dans l'estomac, dans l'utérus.

3° Le rationalisme religieux ; 1re phase, la *conception philosophique ;* 2me phase, la *révélation prophètique ;* 3me phase, *l'incarnation divine,* --- son but, son résultat : l'émancipation de l'homme, de la femme.

4° L'éruption plutonique des Cévennes. --- Les Causses. --- Les Gorges du Tarn. --- Les atterrissements primitifs.

5° Les diverses inhumations : cimetières, catacombes, cinérations, caveaux funéraires à putrèfaction confinée, en France en Italie, etc.

6° *La misère ;* au point de vue de la *Révolutian cosmique* et des institutions *sociales*. --- La République et les Réformes *économiques* et *sociales*. -- La *mobilisation foncière*. -- Les *banques hypothécaires*.

In-8°, 32 p., Alais 1851.

# LA DOCTRINE PHYSIOLOGIQUE MODERNE

## I

## MÉDECINE

Tota medicina in observationibus.
BAGLIVI.

### I

### La Théorie Météorique

*Le rôle du Monde extérieur, — Le Concours météorique*, dans les divers actes de la vie et de la mort des êtres organisés : l'homme en particulier.

*La Résurrection organique, la Fermentation, la Putréfaction.*

*Déductions pathologiques : la Doctrine microbique*, un résultat fatal de la *Fermentation* et de la *Putréfaction.*

*Déductions thérapeutiques: traitement de la Septicémie* par l'éloignement de ses causes: — *L'occlusion, L'antisepsie*, etc.

Les êtres organisés apparaissent dans le Monde à l'état de *Germe*, à la phase de vie *latente*, et ressuscitent à la vie *réelle*, sous l'influence du *Concours Météorique*, — comme l'œuf de l'autruche, dans le sable du désert, comme la créature humaine dans la couveuse du professeur Tarnier.

*La vie* serait ainsi *une génération spontanée*, ou plutôt, la *résurrectivn Météorique* de l'organisation: — Le système *névrasculaire*, le *principe vital* ; profond mystère devant lequel la science s'incline, dans l'observation, dans l'admiration!

## GÉNÉRALITÉS

### I. Le Monde Extérieur

*Le Monde Extérieur*, — les divers corps, agents de la nature, au point de vue des êtres organisés, *l'homme*, en particulier. — *Le Concours Météorique*, — la série cosmique, dans ses rapports avec les corps organisés.

Ce rapport est un contact: Ce contact, une dynamisation. Cette dynamisation, c'est *l'Electricité*, c'est la *Vie*.

### 1· La Vie Universelle

Tout vit, à des degrés, selon des modes divers. La manifestation générale de la vie, c'est le mouvement. Le principe du mouvement, c'est l'électricité. La source de l'électricité, c'est le ***rapport Cosmique***.

### 2· Le Rapport Cosmique

*Le rapport, le contact mutuel* des corps inorganiques c'est *l'Electricité*, dont une variété importante, la *Chimie : Electricité* voltaïque, galvanique, magnétique, aimantation.

### 3· Le Concours Météorique

Le rapport du monde extérieur, le contac t des corps inorganiques, avec les corps organisés c'est la *Névrascularisation*, *la Vie: la Végétation, l'Animalisation:* leurs termes extrêmes, en haut, *l'homme,* en bas, le *microbe;* — C'est le *Concours Météorique*.

Le *rapport cosmique* aboutit à *l'Electricité*, à la *Physique* à la *Chimie*. L'histoire de ces sciences et de leurs applications industrielles est inscrite dans de précieux ouvrages auxquels il est difficille d'ajouter, et auxquels je renvoie le lecteur. Je leur ferai quelques emprunts pour le développement de mon sujet.

## II. Le Role du Monde Extérieur, — Le Rapport Cosmique dans la sphère inorganique.

### 1· L'Electricité

La machine Gramme, la *Dynamo* actuelle, est une de ces utiles applications industrielles de l'électricité. Dernièrement, j'allais saluer M. Gramme, que je n'eus pas l'avantage de rencontrer. Je voulais proposer à ce génie inventif, l'utilisation de la rotation des chemins de fer, des bateaux à vapeur, pour la production de l'électricité, comme force motrice, chaleur, lumière, etc. Je voulais lui demander s'il ne serait pas possible d'élever le potentiel électrique de la machine Gramme, en soumettant à la rotation les deux systèmes de bobines inscrites et circonscrites: ce qui permettrait d'en réduire le volume et de l'appliquer, peut-être un jour, à la propulsion du vélocipède, à la direction du ballon. Je voulais, encore, lui soumettre quelques réflexions.

### 2· La Théorie Unitaire

La nature de l'électricité est inconnue. On admet qu'elle est un fluide. La théorie régnante en admet deux, l'électricité *positive* et *négative*.

Je me rallie à la théorie unitaire. Un seul fluide dont l'inégal fonctionnement coustituerait les deux électricités *positive* et *négative*, leurs courants opposites, le résultat de *l'attraction* polaire.

L'électricité est une propriété générale, inhérente, non adhérente, proportionnelle des corps.

L'électricité est leur attraction mutuelle, en raison directe des masses, et en raison inverse du carré des distances. Le mouvement des corps est le résultat mécanique, la diagonale dynamique des électrisations, des attractions inégales et opposites : *La pesanteur terrestre*, la *gravitation planétaire*.

L'électricité étant un contact direct ou indirect, par l'air, la terre, la mer, et ce contact étant l'état naturel, universel, perpétuel des corps, tous les corps sont, constamment, électrisés, à l'état d'électrisation *statique*. L'électrisation, dans la théorie régnante, n'est pas une véritable électrisation, mais, plutôt, une rencontre des corps électrisés, qui unit leurs masses et additionne leurs électricités individuelles, pour en élever le *potentiel*; — la *communion*, *l'équilibre dynamique* de la *matière*.

### 3 Le Magnétisme, la Fascination, l'Hypnotisme.

La fascination, la magnétisaton, l'hypnotisme, la suggestion, se rattachent, directement, à l'électricité : *a. électrisation* par contact immédiat, électrisation *galvanique*, *organique*, pour la *magnétisation*, *l'hypnotisme*; *b. électrisation* par contact médiat, *aimantation*, *magnétisme*; ondulation de la *lumière*, du *son*, de *l'impression*, pour la *fascination*, la *suggestion*.

La mère qui endort son enfant en l'embrassant, en lui chantant, fait de *l'hypnotisme*, de la *suggestion* : — le serpent qui fascine l'oiseau, le chien qui terrorise le gibier, font de l'hypnotisme, de la fascination par instinct.

L'hypnotisme fait, parfois, des miracles quand il calme la souffrance, et guérit l'éclampsie, l'hystérie, la paralysie. Je me rappelle toujours avec un vif intérêt le cas d'une femme, à la m[illegible]nampose, qui était atteinte d'une paralysie complète de la moitié du corps, *hémiplégie*. Les moyens ordinaires avaient échoué, quand la magnétisation, *l'hypnotisme* fut essayé. Je lui ordonnai, impérieusement, de quitter son lit, ce qu'elle fit, automatiquement : elle était guérie, à l'agréable surprise de la famille et à la mienne. Quinze mois plus tard, en 1855, pendant la première Exposition, que je visitais, cette femme eut une seconde attaque, à laquelle elle succomba.

L'hypnotisme est une hyposthénisation portant sur les actes névrasculaires, ains que sur les fonctions intellectuelles (1). Cette hypos-

---

(1) L'âme, l'intelligence appartiennent-elles aux animaux ? Evidemment, les animaux ne possèdent pas l'âme, — cette mystérieuse expression de la vie supérieure, le symbole psychologique de l'humanité. Mais les animaux possèdent l'intelligence, ou un instinct développé qui lui ressemble, — *l'intellec*. A ce point de vue, voici la série des principales facultés instinctives, chez les animaux inférieurs, — les *abeilles*.

**Ces intéressants insectes possèdent : 1° l'impression ; 2° la sensation ; d'où 3° le sys-**

thénisation serait une électrisation *organique, animale,* dans laquelle interviendraient la volonté, le regard, l'expression, le geste, le tact. Cette électrisation serait une attraction mutuelle. Et cette attraction, une soustraction, une spoliation par le corps le plus électrisé, au préjudice de celui qui l'est moins. Ce qui expliquerait la nature *asthénique, anesthésique, calmante* de *l'hypnotisme.* Telle serait encore l'explication de la mort par la douleur, la frayeur, — et par la foudre dans certains cas, en dehors de toute combustion.

Le dogme de l'hypnotisme, — dépouillé de l'éxagèration et de la mystification, qui en ont obscurci, compromis l'existence, restera dans la science, comme un mystérieux et précieux agent thérapeuthique (1).

Je me propose de tenter sur un essaim d'abeilles, l'hypnotisation essayée sur certains insectes très venimeux, les guëpes, et même, le bourdon, la thalène, *léthalis,* dans la langue d'Oc : d'où ce proverbe patois, « mithian coumo uno *thalène* ».

---

tème névrasculaire; 4· la perception; d'où 5· le centre cérébro-spinal: 6 la mémoire; 7· le jugement; 8· la détermination; 9· la volonté; 10· l'activité; 11· l'irritabilité névrasculaire; 12· l'*acte instinctif*; 13· la contratilité musculaire; *a.* la locomotion; *b.* la préhension; *c.* l'occision; 14· le *sentiment instinctif: a.* la peur, — souvenir protectif contre le danger : *b.* la prévoyance, — labeur préventif et protectif contre la faim, contre la misère, etc.

(1) Un curieux phénomène est l'hypnotisme dans les basses regions de l'animalité sur les mouches, les abeilles, les guêpes, les bourdons. Dans cet état, les abeilles, les guêpes, domptées ne se servent pas de leur dard.

Les mouches sont encore plus sensibles à l'hypnotisme, qui agit manifestement sur elles, même à distance, condition du contact.

Ce fait, facile à constater et de futile apparence, offre un grand intérêt en ce qu'il consacre, d'une manière irrecusable, la réalité, la puissance de l'hypnotisme, dont la fraude a compromis l'existence et réclamé l intervention des pouvoirs publics,

# PREMIÈRE PARTIE

## BIOLOGIE, PHYSIOLOGIE MÉTÉORIQUE

### Le rôle du monde extérieur, — Le Concours Météorique, — dans la Sphère organique.

### I.

### I. Le Concours Météorique

Le concours météorique est une série, une combinaison, dans un but déterminé, des divers corps, agents du monde extérieur: air, eau, électricité, chaleur, etc. dans leur rapport, contact, avec les êtres *organisés*. Le concours météorique est: 1· normal, *physiologique*, c'est la règle, quand il préside à la la *vie*, à la santé: 2· anormal *pathologique*, c'est l'exception, quand il intervient dans la *maladie*, dans la mort de l'organisation. Le concours météorique est ainsi, une phase, une variété du monde extérieur, dont il est la réduction.

### II

### Les Eléments de la Vie Organique

### II. L'organisation

L'organisation, substratum vitae, est une condition spéciale de la matière caractérisée: 1· par la *vascularisation*, 2· et par *l'innervation*.

### III. La Vascularisation

La vascularisation de la gangue organique est sa disposition en tubes, vaisseaux divisés et subdivisés à l'infini, jusqu'à l'état capillaire, et selon le mode arborescent.

1· L'organisation, la vascularisation est, en effet, une arborisation. La vascularisation des *végétaux* peut-être représentée par deux arbres, soudés verticalement par leurs tiges, à la surface du sol, qui leur sert de support.

Le végétal a une double arborescence : -- *souterraine*, consacrée, spécialement, à *l'absorption*, — *Endosmose*; — et *aérienne*, destinée, particulièrement, à *l'élimination*, — *Exosmose*.

L'organisation élémentaire des végétaux comporte une vascularisation simple, uniforme, unique. Les mêmes vaisseaux servent à *l'absorption* des éléments de la sève et à la *circulation* de ce fluide trophique, à ses divers degrés d'élaboration.

Chez eux, *l'absorption* se confond avec la *circulation*, dont elle est la phase initiale, correspondant à la pénétration du fluide : — *Endosmose*. La dernière phase correspondant à l'élimination, à l'excrétion, — *L'exosmose*.

2· L'organisation animale est bien plus élevée, bien plus compliquée, en dehors de son innervation spéciale, multiple. L'animal représente une arborisation complexe, constituée par divers arbres : *artériel*, *veineux*, *lymphatique*, *chylifère*, dont les troncs émanent d'un réservoir commun, le cœur, l'aorte, et se terminent, en s'anastomosant, dans l'économie entière. Un seul de ces arbres, le tube bronchique, a son embouchûre dans l'atmosphère et ses ramifications dans les poumons. Tous arbres, arborescences, animés, innervés, à divers degrés.

Chez les animaux, en effet, nous constaterons plusieurs appareils vasculaires, distincts : *a. absorbant*, *b. sanguins;* et plusieurs fonctions *vasculaires*, distinctes : 1· *l'absorption : a. chyleuse*, *b.* lymphatique; 2· la *circulation*, *A. chyleuse*, *B. lymphatique*, *C. sanguine*, *a. artérielle*, *b. veineuse*, *c. capillaire*.

### III. L'Innervation, l'Irritabilité.

L'organisation, qui est ainsi de nature essentiellement vasculaire, possède encore, l'animation, *l'innervation*, *l'irritabilité*.

L'irritabilité, c'est la vitalité, qui est une innervation. L'innervation est une propriété de la gangue organique, liée au système nerveux, qui lui communique, *a. l'impressionnabilité*, *b. la sensibilité : c. la contractilité :* 1· *tubaire*, circulatoire: involontaire, inconsciente, trophique, -- *Ganglionnaire* ; 2· *fibrillaire*, musculaire, consciente, volontaire, intellectuelle, — *Cérébro-spinale*.

Il y a, ainsi, plusieurs irritabilités, plusieurs organisations, plusieurs *vies :* 1· *végétale*, 2· *animale*.

I. Les *végétaux* possèdent l'irritabillité trophique, l'impressionnabilité la sensibilité, la contraction-tubaire. Cette contraction est la *systole*, son interruption la *diastole*. Leur succession est la *circulation* qui aboutit à l'absorption, à l'assimilation, à la *végétation*, — quand la matière circulante est soluble, organique : — La *sève;* — le *sang*, chez les animaux.

Quel est le principe animateur des végétaux, est-ce un système nerveux? on l'ignore. Nous supposons que c'est le système médullaire, qui représenterait le système *ganglionnaire* des animaux, et nous désignerons l'organisation végétale, la *vascularisation médullaire*, pour la distinguer de *l'organisation animale,* que caractérise le *système névrasculaire*.

II L'organisation des animaux, de l'homme, est encore supérieure à celle des végétaux, non seulement par sa riche vascularisation, mais surtout par sa double *innervation* spéciale : 1° *ganglionnaire*, 2° *cérébro-spinale* : — et sa double *irritabilité* : 1° *inconsciente*, involontaire, *circulatoire*, trophique, *organique*, *ganglionnaire* ; — *irritabilité* propre, exclusive des *végétaux* : 2° *consciente*, volontaire, locomotrice, *cérébro-spinale*, chez les *animaux*; couronnée par *l'intelligence*, la *science*, chez *l'homme*.

## V. Le Système Névrasculaire.

Dans la sphère élevée de l'animalité, dans l'humanité, tout est *sensation* ou sensation transformée, en dehors de son principe animateur, *l'âme*, le *principe vital*.

L'organe de la sensibilité, c'est le vaste appareil des sens, son siège est la surface périphérique extérieure et intérieure du corps. L'appareil sensoriel c'est le système névrasculaire.

Le système névrasculaire est formé par la fusion anastomotique, terminale : 1° du système nerveux ; *a. cérébro-spinal, b. et grand sympathique ;*

2° Avec le système *vasculaire : A. artériel, B. veineux C. et absorbant : a.* lymphatique ; *b. chylifère, c. veine porte*.

L'histologie admet que cette fusion, anastomose, se produit sous la forme de *cellules*. — *Vésicule de mascagni*, — toutes contigues et communicantes.

Le système *névrasculaire* représente, ainsi, un vaste tube vasculaire, — *gangue organique*, — dont la surface *externe*, animée, spécialement, par les nerfs *cérébro-spinaux*, est le siège des sensations et fonctions de la vie animale : tandis que sa surface *interne*, — innervée, particulièrement, par le grand *sympathique*, est affectée aux sensations et fonctions de la vie organique.

Cette classification des appareils sensoriaux est plus large que celles des auteurs. Elle admet : 1° un appareil *extra-névrasculaire*, *extra-vasculaire*, en rapport direct avec les agents extérieurs, — comprenant : *a* les sens *externes*, vue, tact, etc. ; *b*. et les sens *internes*, (1) le sens pneumo-gastrique, qui joue un si grand rôle en

---

(1) Les principaux appareils sensoriaux animés par le pneumogastrique sont : 1° en dehors de la *circulation* ; 2° l'*appareil digestif* ; 3° l'*appareil respiratoire* : 4° Un autre appareil *névrasculaire* important est le système *génito-urinaire*.

médecine; 2° et l'appareil *intra-névrasculaire, intra-vasculaire,* en rapport direct avec les fluides organiques, surtout avec le sang, — le siège de la *fièvre*, une grande figure pathologique.

Toute portion du système névrasculaire dans un but fonctionnel déterminé, est un *appareil sensorial:* la maladie de tout appareil sensoriel est une *organopathie*, et, par conséquent, une affection *névrasculaire*.

L'ensemble des appareils, des sensations, des fonctions névrasculaires, à l'état *normal*, constitue la *santé*. L'ensemble de toutes ces anomalies, de toutes ces *organopathies*, constitue la *maladie*. La maladie est donc une collection d'*organopathies*, d'affections névrasculaires, et cette collection est, généralement, une projection, une prolifération, une filiation organopathique.

## V. L'Analyse Organopathique

L'analyse organopathique décompose la maladie collective, — au point de vue du *diagnostic* et du *traitement*, — dans ses éléments constitutifs, *les organopathies*, qu'elle étudie dans leurs diverses conditions : de *nombre, siège, causes, nature,* traitement, etc.

En raison de son importance, nous y reviendrons.

*L'organisation* est donc la vascularisation, l'innervation de la matière, la gangue névrasculaire des êtres organisés, des êtres vivants.

*L'organisation*, c'est la vie, ou plutôt la *vitalité*, qui est une vie *potentielle, latente*. Et la vie *latente* est le sommeil, l'hybernation de la vie *patente*, de la vie réelle (1).

La vie *réelle* est donc le réveil, la résurrection de la vie *latente*, qui est une image de la *mort*. Et ce réveil, cette *résurrection*, est l'œuvre du *concours* météorique, par l'intermédiaire du système *névrasculaire :* La *vie*, un rapport harmonique du *monde extérieur* et de l'*organisation*. Cette intervention météorique dans la *vie organique*, varie dans ses diverses phases et dans les divers règnes, où nous l'étudierons.

## VI. Les Diagrammes

La Pl. I. et II. Sont les diagrammes géologiques de la région des causses, et des atterrissements primitifs.

La Pl. III est le diagramme du système névrasculaire.

---

(1) Le sommeil, l'hybernation est donc l'éloignement, l'atténuation de l'intervention météorique dans la vie organique. Cette vie restreinte, *l'hybernation* a quelque rapport avec *l'autophagisme* et le *végétarisme*, par son alimentation spéciale, l'absorption de sa propre substance; l'azotification, l'organisation de sa graisse, ainsi transformée en aliment complet quaternaire.

Le dogme de *l'autophagisme*, sera le sujet d'un travail important.

Une remarque générale : ce travail n'est pas une œuvre didactique mais une idée, une ébauche de divers sujets, que je ne pourrais développer, et sur lesquels les diagrammes jetteront quelque lumière.

La Fig. I. est une reproduction de la peinture murale de l'École de Médecine de Paris ; sur laquelle j'ai ajonté le double système nerveux, qui y est omis.

Ce tableau donne une idée assez exacte du Système Névrasculaire.

La Fig 2. est une coupe idéale de l'appareil Névrasculaire cutané, *a*. l'atmosphère ; *b*. la peau : *c*. le tissu cellulaire ; *d*. les capillaires anastomotiques, *circulatoires* ; *e*. les capillaires lymphatiques libres, absorbants, où sont figurées : *f* les valvules, ainsi que sur les veines, et sur tous. *g* les pores, partout, pour l'absorption : -- sur les artères, pour *l'élimination; h*. sur tous les capillaires. Enfin, les deux innervations : *a*. cérébro-spinale, à la surface; *b*. ganglionnaire, au centre.

La Fig. 3. est relative à l'appareil digestif, sur laquelle sont reproduits les détails anatomiques qui précèdent, et auxquels on a ajouté les capillaires, *a*. chylifères, et *b*. de la veine porte. Appareil des plus importants, puisqu'il correspond à l'assimilation, à l'animalisation.

La Fig. 4. représente l'appareil respiratoire, dont la double fonction est d'épurer le sang par l'action pulmonaire, et pendant l'expiration ; et de le vivifier, -- et parfois le vicier, — par les veines pulmonaires, pendant l'inspiration.

La coupe idéale le représente sous la forme de deux arbres : *a*. *bronchique*, et *b*. *pulmonaire*, soudés verticalement, par leur arborisation, par leur vascularisation capillaire, névrasculaire; — et selon la disposition histologique supposée: cette soudure est la communication du monde extérieur et du sujet. Cette soudure donne l'explication d'un fait étrange : la fièvre grave qui accompagne la bronchite capillaire, la phtysie pulmonaire, etc.

La phlogose bronchique se communique au poumon d'où elle se propage au cœur, par les vaisseaux, par les nerfs.

Cette prolifération organopathique des maladies, *viâ sympathica*, est figurée dans le diagramme pathogénèsique que représente la Plan. IV.

---

## III

### VI. La Vie organique

Les êtres organisés naissent, vivent, se reproduisent et meurent. La vie se manifeste et se perpétue par la *reproductiou ;* elle se sus tente par la nutrition, qui est une *végétation,* une *animalisation.*

Les corps reproducteurs sont : 1° la *graine* des végétaux: 2° *l'œuf* des animaux inférieurs aux mammifères : Aux deux extrémités de chelle organique, 3° la *vésicule de Graaf,* d'où le *fœtus;* 4° la *spore,* où le *microbe.*

Leur *organisation* est analogue; partout, *a.* un germe, *b.* son aliment, *c.* leur enveloppe protectrice.

Même analogie dans leur *développement organique.* Les corps producteurs arrivent dans le monde à l'état de vie *potentielle, latente,* d'une durée indéterminée, longue, *image* de la mort, et s'élèvent à la vie *patente,* qui est la vie *réelle,* sous l'influence du *Concours météorique.*

Cette intervention s'exerce simultanément : 1° sur le sujet : sur la matière organique, trophique.

1° Sur le *sujet organisé :*

*A.* phase *embryonnaire,* dans la *germination,* dans l'*incubation,* sur le *germe :* la *graine,* l'*œuf,* la *vésicule de Graaf,* la *spore.*

*B.* phase *adulte ;* dans la *végétation,* dans l'*animalisation,* sur le *sujet :* Le *végétal, l'animal;* l'*homme,* le *microbe,* à l'état *physiologique* et *pathologique.*

Sous l'influence de cette stimulation extérieure, le *germe,* le *sujet* se réveillent et s'élèvent, progressivement, à la vie réelle qui est l'*absorption,* la *circulation :* — la *résurrection organique,* pour le *germe ;* la *végétation* — pour le *sujet.*

2° Sur la *matière organique, trophique :* l'aliment du *germe,* du *sujet :*

*A. Aliment élémentaire du germe : a. végétal, amidon cotylédonaire; b. animal, albumen, adipose;* - sa solubilisation à l'état de : *a. diastase; b. peptone,* par la *fermentation.*

*B. Aliment supérieur du sujet :* 1° *végétal.* Les êtres complets : *a.* les *plantes, b.* les *animaux,* solubilisés à l'état de *putrilage,* par la *putréfaction.* Engrais, fumiers : l'aliment : *a.* des végétaux; *b.* de quelques animaux *inférieurs; c.* et surtout des nombreux microbes, des *microzoaires,* spécialement ; — les *microphytes* se rattachent, plutôt, à la *fermentation.*

*C. L'aliment supérieur du sujet :* 2° *animal supérieur,* l'*homme,* est encore, les êtres complets, les *plantes,* les *animaux,* mais solubilisés par une *fermentation* spéciale, complexe, bien connue : la *peptonification,* et tout autre que la *putréfaction,* pour eux un redoutable *poison.*

Il est à remarquer que la *diastase* et la *peptone,* aliment spécial du *germe,* font aussi partie de l'alimentation du *sujet.*

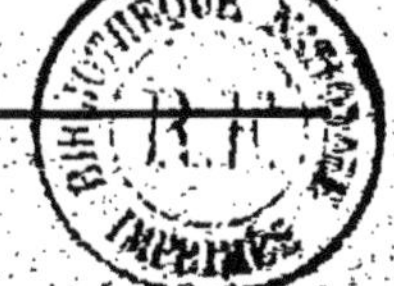

# IV

## V. Les Fonctions organiques

*A.* La *vascularisation,* le système *névrasculaire,* sa sublim expression, — l'*Appareil : B.* l'*absorption, :* la *circulation,* — l *Fonction,* sont les éléments de la *vie organique,* qui se complètem mutuellement, en se développant.

Il serait ainsi rationnel que la description de la *fonction* suivi l'*appareil*, mais l'*absorption* et la *circulation* impliquent la *fermentation* et la *putréfaction,* qui en sont les *annexes*, que je vais analyser

## I. La Fermentation

1° La *fermentation* est une importante fonction, que nous retrouverons dans la plupart des phases de la vie organique, et dans les divers règnes de la création. Elle consiste comme je l'ai dit, dans l'ensemble des transformations que subit la matière organique *vivante*, sous l'influence du Concours Météorique. Ces transformations varient dans les deux règnes où elles aboutissent au même résultat, la *solubilisation* de la matière organique, condition capitale de son absorption, de *l'assimilation.*

Cette matière soluble, c'est la *diastuse*, quand elle est le résultat de la métamorphose des substances végétales; *amidon, cellulose;* et la *peptone*, quand elle elle résulte de la transformation météorique, des substances *animales : albumen, adipose*, pendant *la vie : — le putrilage, après la mort : la putréfaction.*

2° Le type de la fermentation est la *germination* du blé, et *l'incubation* de l'œuf, phase *physiologique.* Elle intervient à la phase *pathologique*, dans la *phlogose*, etc.

La *fermentation* figure ainsi à la période initiale de la vie, et la *putréfaction*, à sa période ultime.

3° La *fermentation*, comme son nom l'indique, s'accompagne de chaleur, de gaz et de *microbes*. Les microbes qui accompagnent la *fermentation* sont, spécialement, des champignons, des *schizomicètes;* tandis que ceux qui se rattachent à la *putréfaction*, sont généralement, des animalcules, des *microzoaires;* les plns nocifs.

Ces microbes s'apellent des *ferments,* parce que la théorie régnante les considère comme les agents de la *fermentation*, qu'elle considère encore, et à tort, j'estime, comme une *végétation.*

En effet, la *fermentation* est une fonction spéciale, qui s'exerce sous l'influence du concours météorique, bien distincte de la *végétation,* même de *l'absorption*, à laquelle elle sert d'annexe, qu'elle rend possible, en rendant la matière organique soluble, absorbable.

Et les ferments, qui sont des microbes, des microphytes, généra-
ıent, ne sont pas, non plus, les agents, les causes, mais les effets,
produits de la *fermentation*. Les ferments, comme tous les micro-
s, au contact de la matière organique soluble, l'absorbent l'assi-
lent, et *végètent* : --- les *microphites,* les *microzoaires.*

Les seuls ferments, les véritables agents de la *fermentation* et de
*putréfaction* sont les divers agents météoriques : 1· l'air, 2· l'eau,
la chaleur, 4· l'électricité. Et leursp rincipaux résultats, les grands
:teurs de la *végétation* et de *l'animalisation*, sont : 1· la *diastuse*,
la *peptone*, 3· et le *putrilage*.

La végétation n'est pas ainsi une fermentation; mais la fermenta-
n pourrait être une végétation *spéciale*, primordiale, dont *l'amidon*
ait la *spore,* et la *diastuse*, le *microbe* rudimentaire. Et ce micro-
lui-même, serait l'aliment propre du vrai *microbe*, — la pâture
s êtres supérieurs, le *pabulum vitæ*.

Cette hypotèse, qui n'est pas invraisemblable, serait la confirma-
n de la loi formulée par notre illustre maître, M. Pasteur, — la
*mentation est une végétatiou microscopique*.

4· Ainsi, pas de végétation, pas d'animalisation sans *fermentation*,
ıs *putréfaction* préalable. Mais toute fermentation n'aboutit pas
ıne végétation, toute la *diastase* n'est pas utilisée. Néanmoins,
:te utilisation est fréquente, générale, universelle, et la *fermenta-*
*n* constitue, avec la *putréfaction*, les deux principales sources de la
nèse microbique.

5· Dans la procréation microbique, la fermentation joue un double
e alimentaire, déjà mentionné.

1· Elle solubilise la matière trophique du *germe*, dans sa cellule,
squ'à sa transformation, en microphyte, en microzoaire. — *phase*
*bryonaire*.

2· Elle solubilise, encore, — de concert avec la putréfaction, —
matière trophique, étrangère : *a. élémentaire, b.* et *supérieure : a.*
*gétale, b.* et *animale*, l'aliment du *sujet*, — phase *microbique*.

6. La fermentation s'exerce encore, sur la matière organique, sur
êtres organisés, morts, à l'état de chair qui a perdu la vie, sans
oir subi la putréfaction.

C'est la fermentation digestive des êtres supérieurs, la *peptoni-*
*ation*.

7. Cet état particulier de la matière, — intermédiaire à la *vie* et à
*putréfaction*, — lequel constitue l'alimentation supérieure, —
ut se prolonger, indéfiniment, par divers procédés qui le sous-
ient à l'influence météorique : — occlusion, vide, congélation,
ûre, *antiseptie, embaumement*.

8· Dans la germination, lorsque la diastase destinée au germe e exubérante, ou quand l'embryon a péri, — comme dans la fabric tion de la bière, — cet aliment disponible, en contact accident avec les divers êtres organisés, avec les divers microbes de la levu de bière : *saccharomycètes, mycodermes, schizomycètes*, etc. — L *diastase*, dis-je, est absorbée, assimilée, — *microbisme végétal*.

9· Quand la diastase échappe à sa destination patibulaire, el continue la série de ses transformations histologiques. Elle pass successivement, à la phase alcoolique, avec production d'alcool, d gaz, acide carbonique, chaleur et pullulation de pucerons, etc.

10. L'alcool à son tour, subit une nouvelle fermentation, *acétiqu* accompagnée d'une autre génération d'animalcules *anguillaires*, etc

L'évolution métamorphique de l'amidon serait encore une pr somption en faveur de la théorie de la *fermentation*, comme *végéta tion* amilacée.

11. Il y a plusieurs *fermentations* : 1· *végétale*, — *la germina tion ; 2· animale*, — *l'incubation* — avec leurs innombrables variétés

12. La fermentation *végétale* ou *animale* est *physiologique*, *biolo gique*, c'est la règle, quand elle s'exerce sur la matière trophique *vivante* : *l'amidon*, dans la *Germination* ; *l'albumen*, *l'adipose*, dan *l'Incubation* : source capitale de la *procréation microbique*.

13. Parfois, exceptionnellement, la fermentation est une fonctio *pathologique*, comme dnns l'hypertorphie, les engorgements glandu laires, indurations, productions organiques, etc.

14. Certaines hypersécrétions, suppurations, diverses productions parasitaires, qu'on regarde généralement, comme des *fermentations*, sont au contraire, des *putréfactions*, --- les ferments de Roussy, la lymphe de Koch, --- je crois.

Prière au Docteur Roussy de faire connaître son ferment antipy ritique, frigorigène.

## II. La Putréfaction

La *putréfaction* est encore une grande fonction analogue à la fermentation, dont le but final est indentique, la solubilisation de la matière organique et des êtres organisés.

La *putréfaction* est l'ensemble des transformations regressives que subissent les êtres organisés, après leur mort, sous l'influence du concours météorique.

La nature de cette métamorphose de la matière est inconnue, c'est une oxidation, une azotification, une électrisation. Tantôt, une *organisation*, tantôt une *désorganisation* ; dans tous les cas, une *solubilisation*, une absorbilisation trophique.

La *fermentation* est, généralement, ***physiologique***, ***biologique*** et *végétale*. La *putréfaction*, est plus souvent *pathologique, nécrobique* *animale*.

La *fermentation* et la *putréfaction* se confondent sur les *végétaux*; sont dissemblables sur les *animaux*.

Les *microphytes*, sont particuliers à la *fermentation*: les *microzoaires*, à la *putréfaction*.

Les microbes varient dans les diverses putréfactions, où ils apparaissent plutôt comme effet que comme cause. Le bactérium termo est particulier à la putréfaction. Les treptococcus, à la suppuration; pneumococcus, à la pneumonie; le gonnococcus, à la *blennorrhagie;* le bacillus anthracis, au charbon, etc.

Parmi ces divers microbes il en est un caractérisé par sa coloration en bleu, qui serait particulier à *l'altération tuberculeuse, — le bacille de Koch*. Je crois que son rôle a été surchargé, même celui de ses congénères, dans la production de la tuberculose et autres maladies.

Il y a plusieurs espèces de putréfactions, comme des fermentation, ainsi que des microbes qui en proviennent et les caractérisent. La putréfaction varie à l'infini, selon la nature spéciale de la matière. Il y a d'abord, deux grandes classes de putréfaction: 1° *végétale*, et *animale*.

I. La *putréfaction végétale*, est plus rare, peu connue, moins importante. Elle intéresse l'homme, pourtant, dans sa santé, comme élément de l'infection, de la malaria; et au point de vue industriel, par la production des engrais, des fumiers. Au bas de l'échelle, la *fermentation* diffère peu de la *putréfaction*.

II. La *putréfaction animale* est plus fréquente, mieux connue et d'une importance majeure pour les êtres supérieurs, pour l'homme, en particulier. Elle intervient puissamment dans une foule de maladies graves, infectieuses, contagieuses, souvent épidémiques, qui affligent l'humanité, — la *septicémie*.

1° La putréfaction animale est une altération cosmique, une décomposition des substances albuminoïdes, avec productions diverses: leucine tyrosine, ptomaïne, gaz fétides, etc. et de nombreux microbes. dans cette condition la matière est soluble, — *le putrilage*.

2° Le putrilage est l'aliment spécial de plusieurs classes d'êtres organisés: 1° Les grands végétaux, par les engrais, les fumiers: 2° certains animaux inférieurs, — musca carnaria, qui s'en nourrit à l'état de *larve* et *d'insecte*. 3° enfin les microbes, spécialement, les *microzoaires*, comme nous l'avons déja dit. Lesquels absorbent cette nourriture soluble qui sert à leur développement, à leur prodigieuse reproduction.

3. La portion de putrilage, qui échappe à cette destination patib laire, fournit cette production nocive, pour les êtres supérieurs, l poisons septiques, déja cités : ptomaïnes, toxines etc, redoutabl agents de l'infection : La malaria, le contage du *typhus*, de la *peste*

4. L'on admet pour la *putréfaction*, comme pour la *fermentatio* des *agents*, des *ferments*, ici, les *microzoaires*. L'on admet encor pour les derniers, une plus grande nocuité que pour les fermen végétaux, les *schizomycètes*. Nous estimons comme nous l'avo déja dit, que les uns et les autres ne sont pas les agents, mais l produits de la *fermentation* et de la *putréfaction*.

5. Quand à la nocuité absolue des microbes, elle nous parait ex gérée, et leur nocuité relative indéterminée. L'ennemi n'est pas *microbe*, mais plutôt la *ptomaïne*.

Les *microbes* nuisent, c'est incontestable, par leur masse, affamant le sujet, par une soustraction, patibulaire ; ils l'infecte par leurs sécrétions, excrétions, leurs cadavérisations. Les *ptomaïn* empoisonnent, tuent.

6. A coté de ces inconvénients, les microbes offrent de gran avantages ; ils absorbent le *putrilage*, la matière de la *septicémie*.

7. Dans la caverne pulmonaire, dans l'abcés par congestion, et le microbe joue le rôle providentiel de l'Eucalyptus dans les m rais pontins, dans la plaine de la Mitidza, où il absorbe, par s puissante végétation, les matières putrides végétales et animal qui constituaient, jadis, la redoutable *Malaria*.

8. La fermentation et la putréfaction ont souvent une origine mo bide, sont un résultat de la phlogose. La phlegmasie, sa phas avancée, est, parfois, une hypersécrétion, une suppuration, u déchet organique, de la chair morte.

Ces divers produits morbides, exposés aux injures de l'air, so l'action du concours météorique, peuvent s'altérer, fermenter, s putrifier et passer à l'état soluble, où ils deviennent l'aliment de divers êtres organisés, des microbes, en particulier : *maladies micr biques*. Les dartres, le steignes sont le type des maladies *parasitair* et *microbiques*.

9. Le putrilage exubérant, non utilisé par les microbes peut êtr absorbé par les êtres supérieurs et donner lieu à des maladies plu redoutables, infectueuses : *maladies septiques*.

Les maladies *infectueuses*, toxiques sont des affections générale constitutionnelles, qui accompagnent, souvent, les maladies locale organopathiques, *microbiques*, *parasitaires*, et en sont distinctes.

10. De là, trois grandes classes de maladies : 1. Les phlegmasies 2. Les maladies parasitaires : 3. Les maladies infectieuses,

*septicémie*. J'esquisserai un type de ces diverses maladies, au point de vue de la doctrine météorique.

## V. l'Absorption

L'absorption est une des fonctions les plus importantes de l'économie, qui se confond avec la circulation, l'assimilation, chez les *végétaux*; et y aboutit, en est l'annexe, chez les *animaux*, sur *l'homme*.

L'absorption est le rapport, le contact des divers corps, agents de la *nature*, avec *l'organisation*, avec la *vascularisation*.

L'absorption est la pénétration, dans le système névrasculaire de la matière organique, à l'état soluble. Solubilisation, dans la nature, le résultat ordinaire de la fermentation, de la putréfaction.

Au point de vue de leur rapport, de leur contact avec le *sujet organisé*, les corps *extérieurs* peuvent êtres divisés en deux grandes catégories : 1° Les corps *solides insolubles*, inabsorbables ; 2° Les corps fluides, *solubles*, absorbables.

I° Les corps *insolubles*, en contact avec l'organisation, l'impressionnent, la modifient, en raison de leur *nature propre*, et de *l'irritabilité* particulière du sujet.

Le contact des corps étrangers sur le système névrasculaire est une impression, une sensation, une contraction ; une double irritation, suractivité.

1° Organique, ganglionnaire, inconsciante, involontaire, automatique, *circulatoire : a. systole, b. diastole ;* — 2° *animale cérébro-spinale*, sensoriale, locomotrice, intellectuelle : volontaire, conciente.

Cette action est le plus souvent, une *sthénie*, plus rarement, une *asthénie* : les corps, agents, sont plus souvent, des *stimulants*, que des *anesthésiques*.

II. Les corps *solubles*, exercent, également, une action topique, analogue à la précédente, *circulatoire*. Mais, encore, ils sont absorbés, mécaniquement, comme nous l'avons dit, pendant la *diastole*.

C'est pendant la *systole* que le fluide trophique est expulsé, directement, dans le vaisseaux ; le mouvement en arrière est empêché par les valvules, dont sont amplement pourvus les vaisseaux absorbants. Lors de la *diastole*, il se produit un vide dans la cavité tubaire, où ce fluide, au contact, est poussé par la pression atmosphérique, l'impulsion systolique, et, surtout, par la contraction vasculaire, — *irritabilité médullaire*.

Le fluide, ainsi introduit dans les vaisseaux, les impressionne, et y circule, selon le même mode de sa pénétration, de son absorption.

Quand ce fluide est trophique ; diastase, peptone, etc, il s'organise en circulant ; électrisation, oxidation, azotification, — il s'assimile et régénère la *gangue organique : végétation, animalisation.*

### I. L'absorption, — Circulation des végétaux.

L'absorption se confond avec la circulation, dont elle est la phase initiale, correspondant à la pénétration du fluide dans les vaisseaux. — *Endosmose,* — chez les *végétaux.* La dernière phase de la *circulation, l'Exosmose,* correspond à l'élimination.

Chez eux, les mêmes vaisseaux servent à l'absorption des éléments de la *sève*, et à la circulation de ce fluide trophique, qu'il soit la *diastase;* la *peptone,* le *putrilage.*

Le mécanisme de l'absorption automatique que nous avons décrit, est absolument le même pour les *végétaux* et les *animaux*, qui se ressemblent par leur vie organique, et diffèrent, énormément, par la circulation, dans la vie animale.

1· La circulation qui implique la vascularisation, la porosité du tube et la division, la fluidité du liquide, est une propriété générale de la matière. Les corps les plus denses, le granit, par exemple, possèdent la vascularisation, la circulation. C'est la congélation de l'eau moléculaire qui fait éclater le granit, et le transforme en gneiss, micachiste, grès, sable, terre, — *terrains.* —

Les tubes les vaisseaux des corps inorganiques sont, généralement, cylindriques, rectilignes, dépourvus de valvules ; le fluide circulatoire étranger à la gangue, de nature, et par destination.

Les vaisseaux se dilatent et s'allongent par la chaleur ; ils se resserrent et se racourcissent, par le froid. La circulation, un de ses résultat, est automatique, mécanique, météorique, — la *pesanteur.*

2· La vascularisation, la circulation des corps organisés, comme nous l'avons vu, est toute différente, opposite.

Ainsi, les tubes, les vaisseaux organiques sont, généralement, incarnés, arborescents, contractiles, munis de valvules, etc. La circulation est une fonction complexe, tout à la fois, organique, météorique, automatique. Le fluide trophique est de même nature que la gangue organique, en laquelle il se transforme, etc.

La circulation *végétale* est intermédiaire à la circulation *minérale* et à la circulation *animale*, qui nous intéresse, spécialement.

### II. L'absorption. — La circulation des animaux, de l'homme.

1· *L'absorption* chez les animaux est seulement une annexe de la circulation sanguine, dont elle est tout à fait distincte, comme appareil, fonction, fluide circulatoire. Elle est confiée à des vaisseaux particuliers qui sont : l'appareil *lymphatique*, partout ; en plus, les systèmes *chylifère* et de la *veine-porte*, dans le tube digestif.

Les *veines* servent encore à l'absorption, d'une maitère accessoire : les *artères* à l'*élimination*.

Les *vaisseaux* absorbants naissent dans les tissus, par des capillaires libres, -- tandis que les capillaires sanguins, sont anastomosés ; — ils se réunissent en de gros troncs qui vont se déboucher dans le système veineux.

Le fluide absorbé, --- avec l'intervention du concours météorique, et selon le mécanisme automatique déja décrit, --- est l'élément du sang.

Sa circulation, comme chez les végétaux, est sous la dépendance de la contraction vasculaire, ici, animée par le système nerveux ganglionnaire, par conséquent plus compliquée, plus développée ; favorisée, encore par le système valvulaire, très prononcé, et en dehors de la vis à tergo, qu'on observe sur les veines.

Le mouvemnt des éléments du sang n'est pas une circulation, car les vaisseaux absorbants ne forment pas un cercle, comme les vaisseaux sanguins. C'est du moins une *circulation spéciale*, qui s'exerce dans des vaisseaux spéciaux, sous l'action exclusive de la contraction vasculaire.

La vascularité absorbante est un arbre dont la ramification est dans toute l'économie et le tronc dans le cœur droit, ou il déverse les matériaux trophiques qui vont avec le sang veineux, dans le poumon, s'oxider, s'azotifier, pour constituer le sang artériel, la chair.

Rappelons encore que l'absorption qui préside à la circulation, à l'assimilation, à la vie organique, n'est possible qu'à la double condition de la *solubilisation* de la matière, et de son *contact* avec l'organisation, ce qui implique l'intervention de la *fermentation*, de la *putréaction*.

2° La *circulation* est la fonction de l'appareil vasculaire, dont le système *nervrasculaire* est l'expression élevée, la caractéristique de la vie supérieure. Elle a pour annexe l'absorption, dont elle recueille les produits, les éléments du sang chargé d'entretenir, de développer et de reproduire la gangue animale.

*A. l'appareil circulatoire* des animaux supérieurs, de l'homme est tout à fait distinct de l'appareil absorbant, déja décrit. Il est formé par deux ordres de vaisseaux spéciaux : 1° les *veines*, pourvues, comme les vaisseaux absorbants, de valvules, et recevant : *a*. les matériaux, les éléments, du sang ; *b*. le sang imparfait veineux ;

aboutissant au *cœur droit*. 2° Les artères partent du *cœur gauche*, qui leur transmet, pour sa distribution dans toute l'économie, le sang *parfait*.

*B*. La circulation des animaux se distingue, spécialement, de leur *absorption*, — qui est analogue à celle des végétaux, — en ce que le concours météorique, l'action, le contact des divers corps agents du monde extérieur, interviennent directement, puissamment, dans *l'absorption*, dans la pénétration, dans la circulation du fluide trophique. Tandis que cette intervention météorique fait défaut dans la circulation sanguine, laquelle est sous l'action spéciale de la contraction vasculaire et surtout, sous la contraction ventriculaire du cœur, double impulsion sollicitée, favorisée par le mouvement du sang, dans les vaisseaux.

*C*. En dehors de l'alimentation, -- qui est l'assimilation, la *vie*.

L'absorption *médicamenteuse* est d'une grande importance, dans la vie supérieure (1). L'absorption des médicaments a lieu par toutes les voies, spécialement, par la bouche, avec les boissons. L'absorption cutanée est nulle ou faible.

Par la méthode hypodermique, l'absorption est sûre, prompte et très active ; deux fois plus que par l'estomac, quatre fois plus que par le rectum.

Les médicaments ont une action : 1° *locale*, mécanique dans la région de l'absorption ; 2° *générale*, dynamique, circulatoire.

L'action dynamique est universelle : la strychnine convulse tout, la cocaïne paralyse tout ; de là, la difficulté de leur application dans les maladies, à organopathies opposites.

Certains remèdes énergiques, l'arsenic, le chloroforme, la digitale, ont une action *sthénique*, à faible dose et au début ; *asthénique*, à haute dose, à la fin; de là, la difficulté d'utiliser la *sthénie* sans tomber dans l'*asthénie* ; de là, le danger de recourir à l'*asthénie*, sans se heurter à la sidération, à la mort, -- le chloroforme.

1° Quelle que soit cette introduction du médicament, il en résulte : 2° son absorption par les lymphatiques, les chylifères : 3° sa circulation dans les veines : 4° sa combinaison, son élimination partielle, dans les poumons : 5° sa diffusion par le cœur gauche, dans toute l'économie.

6° Son élimination par les capillaires artériels : 7° dans le système névrasculaire, à la surface extérieure et intérieure du corps; 8° quand l'élimination a lieu sur les centres nerveux, cette action peut être : *a*. le *collapsus*, *b*. l'*asphyxie*, *c*. la *syncope-paralytique* ou *tétanique*.

(1) Les corps étrangers sont des *aliments*, ou des *médicaments*. L'*aliment* est la matière de la production de la *gangue* organique. Le *médicament*, l'agent de sa *modification*. Le poison, le fer, le feu, les instruments de sa *destruction*.

*D.* 9· L'absorption respiratoire offre, encore, un grand intérêt. C'est la voie spéciale des gaz, ptomaïnes, virus, spores microbiques, etc. Voici la série de leurs migrations, transformations, dans les maladies graves, la variole, l'érisipèle, etc.

10. La première manifestation du contage, dans l'économie, c'est la *bronchite* capillaire, 11. qui se communique au parenchyme pulmonaire et y engendre la phtysie pulmonaire, - sous l'influence de la prédisposition, (1).

12. Du poumon, la phlogose se propage au cœur, *a.* par les vaisseaux, *b.* ou par les nerfs. --- La *fièvre,* laquelle influence les organopathies préexistantes et l'économie entière.

13. Le contage, charrié par l'aorte, agit dans le même sens; 14. et va s'éliminer par la peau, où il détermine l'éruption, la *pustulation*, --- *fièvre éruptive*. 15. La suppuration exagère la *fièvre* dite de suppuration.

16. Le pus, aux injures de l'air s'altére, se putrifie, 17, et absorbé par les vaisseaux, va infecter l'économie entière, la *septicémie*.

17. Données biologiques, étiologiques dont s'inspire la thérapeutique générale.

18. La méthode de Boissy, --- l'inhalation des remèdes actifs en dissolution dans des excipients volatifs, qui grandira, est fondée sur l'absorption pulmonaire.

*E.* 19. Le dogme de l'absorption jette encore de vives lumières sur les doctrines microbiques, sur lesquelles nous reviendrons.

20. Selon la théorie météorique, la maladie est une anomalie, ou plutôt une collection d'anomalies, d'organopathies. La maladie a souvent une origine météorique. Le produit morbide est une sécrétion,

---

(1) Les *Causes Morbides*; les maladies reconnaissent diverses causes, parmi lesquelles nous signalerons : 1· les causes *prédisposantes*, 2· *déterminantes*, 3· et *entretenantes*.

1· La *prédisposition* morbide est, souvent, une irritation névrasculaire, aigue ou chronique, *locale*, fixée sur un seul appareil, ou *générale*, sur plusieurs appareils, sur le tube cardiaco-vasculaire, — élément de la *fièvre*.

La prédisposition est une variante constitutionnelle, une indisposition, une maladie potentielle, que les causes déterminantes transforment en maladie réelle.

2· Les *causes déterminantes* sont nombreuses. En première ligne, les anomalies météoriques : l'air, le froid, la chaleur, l'électricité, etc., les microbes, effet, puis cause morbide. L'entrainement, le surmenage, la suractivité fonctionnelle, sont, encore une cause déterminante des maladies, ainsi que les infractions hygiéniques.

3· La maladie est la résultante des causes *prédisposantes* et *déterminantes*, une lésion anatomo-pathologique, qui est tantôt : une *hypersécration*, une *suppuration* un *déchét organique*.

Quand ce pus, ce déchêt organique, aux injures de l'air, fermente, se *putrifie*, il devient l'*aliment* soluble des *microzoaires*, et autres êtres, tandis que le *putrilage* exubérant disponible engendre la *septicémie*.

Cette lésion anatomo-pathologique, qui constitue la maladie en devient la *cause entretenante*, dont il faut tenir grand compte dans le traitement. Il ne suffit pas, en effet, pour guérir une maladie, de détruire la cause *prédisposante*, d'éloigner les causes *déterminantes*, il faut encore détruire la lésion *matérielle*, par les *substitifs*, par le fer ou par le feu, — comme dans le lupus, l'eczéma, la teigne, les dartres.

une suppuration, etc. Cette sécrétion, ce pus, aux injures de l'air peut s'altérer, se putrifier.

Le putrilage est l'aliment des *microzoaires*. cause puissante des maladies La portion exubérante du putrilage, fournit les ptomaïnes, l'agent le plus redoutable de la *septicémie*.

21. Il est possible que les ptomaïnes, les toxines, les virus, les venins, etc., soient des *microbes* spéciaux ou plutôt, des *spores*, d'une ténuité extrême, qui leur permet de pénétrer dans l'économie, par vaisseaux absorbants, comme les globules du sang du chyle, de la lymphe.

Ces micro-organismes circuleraient ainsi dans l'arbre cardiaco-vasculaire, et pourraient se fixer, et germer dans certains organes, sous l'influence des conditions météoriques favorables.

Il est possible encore que les microbes d'une pareille origine absorbent les fluides physiologiques du sujet, qui serviraient à leur nutrition, à leur développement et à leur prodigieuse et formidable pullulation.

Cette conception élevée expliquerait la présence des microbes, des parasites, dans certains kystes, abcès du cerveau, du foie, etc., organes en dehors de tout rapport direct avec le monde extérieur.

Dans ces cas là, qui sont les plus graves mais les plus rares, les microbes sont les agents directs, principaux, primordiaux des maladies septicémiques.

Conceptions, observations qui servent de base à la célèbre théorie de M Pasteur, a coté de laquelle je pose la théorie météorique. Procédés divers de la nature, dans le grand œuvre de la vie et de la mort.

En résumé et par anticipation, nous constatons que les théories microbiennes, se rattachent, directement à la *fermentation*, à la *putréfaction*, à *l'absorption*, développées dans ce travail, où il suffira de les résumer, de les comparer.

1º Dans la théorie de M Pasteur, les microbes, qu'elle que soit leur origine, sont la cause directe des maladies, par leur introduction, le plus souvent traumatique, — dans l'économie, où leur pullulation engendre le parasitisme la *septicémie*.

Le traitement anti-septique, — le pansement de Lister, — qui a réalisé un grand progrés dans la thérapeutique, repose sur divers agents, que nous retrouverons dans la théorie météorique et qui sont :

*A*. l'occlusion de la plaie, *b*. le filtrage des germes microbiques, pour empêcher leur introduction, souvent éludée par leur ténuité excessive.

*C.* Les *antiseptiques*, dans cette théorie, s'adressent, spécialement, aux microbes dont ils poursuivent la destruction, très difficile, en raison de leur vitalité, de leur fécondité prodigieuse. Quand cet heureux résultat se produit, il est plus souvent le fait d'une action spéciale, sur l'organisation comme aliment, comme terrain propice, que par une action directe, microbicide.

2° Dans la théorie *météorique*, la maladie est une anomalie organique, souvent d'origine météorique. Le produit morbide, aux injures de l'air, s'altère, il fermente, se pourrit; et à l'état soluble, est absorbé par les microbes, et sert à leur nutrition, à leur pullulation parasitaire. Les microbes, effet de la maladie, en deviennent la cause secondaire.

Nous avons dit que le putrilage exubérant engendrait les *ptomaïnes*, peut être des microbes primordiaux, — les agents principaux de la *septicémie*.

Les antiseptiques, selon cette théorie, s'adresseraient, spécialement, à la lésion organique, aux produits morbides, qu'ils soustraient aux injures de l'air, dont ils préviennent l'altération, la putréfaction, et ne peuvent ainsi servir d'aliment aux microbes, qui meurent, plutôt, par inanition, que par occision.

Le traitement antiseptique se compose des mêmes agents, et est analogue, dans les deux théories; leur interprétation seule diffère.

*A.* *L'occlusion*, le pansement ouaté, visent surtout, le traumatisme qu'ils soustraient ainsi à l'altération, à la suppuration inflammatoire,

*B.* Les antiseptiques, tantôt déssêchent cicatrisent la lésion, ulcère, lupus, abcés par congestion, caverne, etc.

*C.* Tantôt, ils tannent, embaument les produits morbides dont ils empêchent la putréfaction, l'aliment redoutable des microbes.

*D.* Tantôt, enfin certains antiseptiques ont une action nocive, directe sur les microbes et sont de véritables microbicides, tels que l'arsenic, le mercure, le soufre, etc.

De tous les antiseptiques, le plus répandu, le plus utile et le moins dangereux, c'est le *sel;* au même titre, parmi les *microbicides*, c'est le *soufre*.

En confirmation de la théorie météorique je relève ce fait économique important : la conservation par le *sel*, etc., des viandes qui nous viennent du *Brésil*, de *Terre-Neuve* à travers les microbes de l'*Atlantique* ; et l'absence de la *putréfaction* dans la *mer*. Je note encore, la résistance des microbes aux remèdes et leur survivance à la guérison de maladies tuberculeuses.

## DEUXIÈME PARTIE

---

### PHYSIOLOGIE ORGANIQUE

---

**I.**

**Le rôle collectif du concours Mètéorique et du systéme médullaire, dans la végétation.**

**II.**

**Le rôle collectif du concours mètéorique et du système névrasculaire, dans l'animalité, dans l'humani.é.**

**III.**

**Le rôle du concours météòrique dans le microbisme ; Théories microbiques, parasitaires.- Traitements antiseptiques.**

---

## TROISIÉME PARTIE

---

**I.**

**Le rôle pathogénésique et collectif du concours météorique, du systéme névrasculaire et du microbisme, dans les maladies de l'espèce humaine.**

# DEUXIÈME PARTIE

## I

## Le rôle du Concours Météorique et du Système Médullaire dans la sphère Végétale

### I. La Vie Embryonaire. -- La Germination

La vie Emblyonaire des végéfaux se résume dans trois manifestaions principales, qui sont :

1· La phase potentielle : 2· la germination ; 3· la végétation ntracellulaire, embryonaire.

#### 1· La phase potentielle

La graine des végétaux, comme les autres corps reproducteurs, apparait dans le monde à l'état de vie *poténtielle*, qui est une image de la mort, et s'élève, progressivement, sous l'influence du concours météorique, à l'état de vie latente, mais évidente, la *germination*, etc.

La vie potentielle des végétaux est très longue, même séculaire, d'après la légende et des faits authentiques.

Elle est probablement, très longue, encore, pour la *spore ;* courte, pour l'œuf, surtout en haut.

La vie potentielle, --- de la graine, de l'œuf, de la spore, --- est une réduction, une *hybernation* de la vie, réelle ; un rapport statique, du concours météorique, et du germe. un équilibre trophique de l'endosmose et de *l'exosmose*. Dans les sphères supérieures de l'existence, ce rapport est rompu dans la *jeunesse*, l'endosmose l'emporte sur l'exosmose, d'où *l'accroissement,* la *reproduction,*

Dans la *vieillesse*, ce rapport est inverse, d'où le *délabrement* et la *mort.*

#### 2· La Germination

La germination succède à l'hybernation potentielle, dont elle est le réveil, l'ampliation, la transformation météorique. C'est la vie manifeste, intra-cellulaire du végétal. Elle renferme plusieurs actes importants, qui sont :

1· La *résurrection* du germe. Sous l'influence propice du concours météorique, la graine, – comme tous les corps reproducteurs, —

sort de son hybernation potentielle et acquiert la vie organ les principales fonctions sont : *a.* l'*absorption*, endosmose mose ; *b.* la *circulation*, systole et diastole ; *c.* l'*assimilatio que; d.* la *végétation*, embryonaire, mégascopique.

Cette action météorique s'exerce sur la vascularisation m comme sur le système névrasculaire des animaux et a même résultat fonctionnel, la circulation trophique.

2. La *fermentation* trophique. Le concours météorique qu au germe, l'absorption, la circulation, -- la *vie*, pourvoit, e son *entretien*, par la *fermentation*, qui résume la *germinatio*

Cette fonction éminemment météorique, comme nous l'a montré, métamorphose, solubilise l'amidon cotylidonaire, *tance* même de la graine, en sa propre subsistance, la *diast* sorbable, --- l'aliment universel.

3. Dans l'intérieur de la graine, le germe se trouvant, en avec la *diastase* l'absorbe, l'assimile et végète.

---

### 3• La végétation Embryonaire

La *germination* se confond avec la végétation *embryonaire* incluse du germe qui se transforme en embryon, et progressiv en végétal complet.

La végétation embryonaire est l'exercice, la manifestat cette importante fonction organique, l'absorption, la circ trophique, dans laquelle intervient encore, le monde extérie la pression atmosphérique, déja signalée. Elle est une réduct la végétation supérieure, que nous allons retracer.

---

## II. La Vie Supérieure, — la Végétation

Le végétal, en sortant de la graine, arrive dans le monde exté à l'état de vie patente, en possession d'une existence *supér* qu'il alimente développe, et reproduit, sous l'influence direc concours météorique, — indirecte, mais analogue, dans la vie rieure.

La vie embryonaire et la vie mégascopique se ressemblent, avec des particularités qu'il importe de signaler.

Nous constatons partout, 1° l'intervention météorique s'exerç 1° *a.* sur le *germe* qu'elle ressuscite, *b.* sur le *sujet* qu'elle surac 2° sur la matière *trophique* qu'elle solubilise, *a.* par la *fermen* dans la *germination*, et sur sa propre *substance ; b.* par la *putréfaction* dans la *végétation* et sur la matière trophique étrangère.

3° Partout, *a.* sur la *vascularisation médullaire*, *b* et sur le système *névrasculaire*, où elle réveille, active l'absorption, la circulation trophique, — la *vie organique*.

Résumé : le Concours Météorique intervient dans les diverses phases, même dans les diverses fonctions et simultanément, de la végétation, comme de la vie supérieure, dans des conditions, à des degrés divers.

Dans les diverses phases de la végétation nous rappellerons que l'intervention météorique s'exerce toujours sur le systême, sur la vascularisation médullaire, le représentant du systême névrasculaire de l'animalité supérieure.

Ainsi, la vie *embryonaire* est *intérieure*, elle s'entretient par sa propre substance, l'amidon cotylédonaire, solubilisé, absorbabilisé par la *fermentation*. La vie *mégascopique*, au contraire, est *extérieure* elle est entretenue développée, par la matière étrangère, *a. diastase*, un produit élémentaire de la *fermentation ; c*, l'*engrais*, une production complexe de la *putréfaction* végétale et animale.

La vie *végétale*, a été développée dans les généralités. Si elle reparait, ici, à coté de *l'animalité*, presque une superfluité, c'est au point de vue de la biologie comparée, qui en relève les particularités les analogies, les différences organiques et physiologiques, dans les des diverses phases de l'existence.

---

## III. **La Pathogénie Végétale**

Quand les rapports du Concours Météorique et du sujet organisé sont harmoniques, pondérés, c'est l'état normal, c'est la *santé*, quand ces rapports sont des harmoniques anormaux, c'est la *maladie*, — comme l'organisation des végétaux est simple, leurs fonctions sont réduites à peu près, à la *circulation trophique*. Leurs maladies sont peu nombreuses, et une modification de cette importante fonction : 1° maladies *sthéniques, l'hypertrophie* ; 2° *asthéniques, atrophie :* 3° *spécifiques, parasitaires, toxiques*, maladies diverses qui intéressent l'homme, dans sa santé, par son alimentation et dans son bien-être, par son industrie ; et sur lesquelles nous reviendrons.

---

## II

## Le rôle du Concours Météorique et du Sys Névrasculaire dans la Sphère Animale.

### I. La vie Embryonaire, — l'Incubation.

Dans la vie *embryonaire* des animaux, de l'homme, on ob mêmes phases, que dans la *germination* des plantes, ma des conditions météoriques et organiques particulières, du de la biologie comparée, et qu'il est intéressant de reprodui

### I. La Phase Potentielle.

Comme tous les germes, l'œuf apparait dans le monde, à vie *latente*, et ressuscite, à l'état de vie *patente*, sous l'influ concours *météorique* et dans des conditions analogues :

1° Sur le *germe*, d'où sa résurrection et selon un mode pa dans lequel prédomine la chaleur, 2° sur la *matière troph* l'œuf : *a. adipose*, *b. albuminose*, qui représentent *a. l'amid* le *gluten*, la matière trophique des végétaux.

Nous avons signalé et nous y reviendrons, l'aualogie tr de la matière *végétale*, hydrocurburée, *ternaire*, avec la su *animale*, azotée, *quaternaire*.

Dans l'*ybernation*, dans l'*autophagisme*, la *graisse* s'azoti la respiration et devient l'aliment quaternaire, de l'animalit l'alimentation *végétarienne*, qui est celle des ruminants et m l'homme, dans certaines conditions économiques, l'*amidon* s' comme la *graisse*, et devient pareillement, l'aliment com l'animalité supérieure.

Cette action météorique, qui solubilise la matière de l'œuf, absorbable, alimentaire, c'est la *fermentation* trophique, c intervient dans la *germination*, c'est la *fermentation* mé de la végétation.

### II. l'Incubation.

L'incubation, qui succède à la vie potentielle de l'œuf, est un réveil organique, une véritable germination. Ses pri phases que nous venons d'esquisser, sont identiques. Celle est bien différente.

*L'absorption* trophique de l'incubation est toute différente de la germination, bien distincte de la *circulation* sanguine et dans l'animalité supérieure, sa réduction.

rient à l'Occident, des environs de Lasalle, (Gard) (1), à la petite ville eyrueis, (Lozère.) Dans le sens méridional, l'éruption part de la vallée dourle, à Cros, jusqu'aux contreforts des monts Lozère, sur le Lot.

bords du cratère, la ligne séparative des terrains *primitifs, érup-* t des terrains *stratifiés, calcaires*, nous montrent, partout, d'un coté vallée, et vers *l'Aigoual*, la *montagne* ignée, granitoïde ; et du coté sé, la montagne, *sédimenteuse, calcaire, — la Fage*.

soulèvement de cette vaste coupole calcaire en a opéré le frac-ement. — Les *failles*, les *causses*, comme nous l'avons dit, en sont les ents, formant un parallélogramme qui s'étend des environs de *rieux*, (Hèrault), jusqu'à *Mende*, (Lozère). Voici leur développement idi au Nord; le causse de Larzac séparé du causse *Noir*, par la faille, lée de la *Dourbie*, qui se jette dans le Tarn, près de *Milhau*. Le e *Méjean*, est séparé du précédent par la *Jonte*; — et, au Nord, du e de *Sauveterre*, par le Tarn, jusqu'au *Lot*.

toutes ces failles, qui sont des vallées creusées par le torrent, la plus rtante c'est la *gorge* du Tarn, une des curiosités géologiques de la ce, qui mérite une étude particulière. La faille, les gorges du Tarn, tissent à la belle vallée de Milhau, qui offre un grand intérêt géologique. tte vallée a été formée par l'effondrement de la montagne, par issement d'un causse, d'un segment de la coupole, qui a *disparu dans rn*.

phénoméne étrange et d'un aspect saisissant c'est la *muraille cal-*, ce formidable rempart de la nature qui couronne, --- dans tous les dans toutes les vallées, -- le sommet de ces hautes montagnes, ma-eux débris du *Dôme*, du *Causse primitif*.

## II

### *rôle économique des atterrissements primitifs, dans les hautes vallées des Pyrénées et sur les côteaux de la Seine.*

*s atterrissements* primitifs — immenses entassements de matériaux, ébris des roches primitives, — vomis par les volcans ; charriés, dépo-par les eaux du déluge.

atterrissement, c'est cet immense banc de sable diluvien qui couvrait le minemment calcaire, dans lequel la Seine a creusé son lit, et dont il de remarquables spécimens aux environs de Paris, à Montmorency, out, — avec sa flore primitive, spéciale : chênes verts, châtaigniers, ères, genêts, digitale pourprée, etc.

atterrissement c'est cette haute vallée de Barèges, dans les Pyrénées, 50 mètres d'altitude, creusée, elle même, par le Gave dans une vallée itive d'atterrissement, dont l'afleurement supérieur, — station pasto- — atteint le cirque du Pic-du-Midi et du Tourmalet, à 1500 mètres de eur, environ.

---

Le Val de Semiège; entre les châteaux de St-Bonnet et de Calviac. Sur ce point du lysme terrestre, à l'Orient, du coté des Alpes, nous retrouvons les puissantes assises de gion sédimentaire, tronquées par l'éruption.

comme ailleurs, nous retrouvons. encore, ces vastes bancs de calcaire compacte et empreinte organique, parallélement superposés. et tous *soulevés. inclinés. dressés* l'éruption *plutonique*, — comme pour lui livrer passage, — vers l'Aigoual, à l'Occident. grands *soulèvements*, qui ont formé les montagnes calcaires offrent, généralement, nclinaison médiocre et uniforme; — La *muraille calcaire*, qui enceint le causse, ne une immense forteresse, dont on suit les prolongements, au loin, vers la mer.

s *Soulèvements Partiels Volcaniques*, au contraire, *présentent*, des variations extrê- Tantôt les bancs calcaires se redressent, verticalement; comme à Besançon. Tantôt, ontraire, ils s'inclinent et se plissent, à l'infini, comme à Anduze, à St-Hippolyte-du-

I. — *Leur* origine, — le déluge, par le soulèvement des montag plutoniques.

II. — *Leur nature* primitive, granitique, schisteuse, quartzeuse.

III. — *Leur rôle* économique, au point de vue : *a.* de l'existence ; *b.* l'habitation ; *c.* du bien-être de l'homme :

1° Sous le rapport du sol : *a.* comme culture ; *b.* végétation ; *c.* ferti

2. Sous le rappot des eaux : *a.* comme *irrigation*; *b. stations therma* *c. boissons alimentaires* : filtration naturelle, potabilité des eaux ;

3. Le rapport des terrains avec les eaux potables ou minérales.

*A.* Terrains *primitifs, granitiques, schisteux, montagneux. Eaux a dan es,* potables : irrigations précieuses : sources *thermales,* sulfureus

*B.* Terrains *secondaires*, calcaires, peu montagneux ; irrigation r peu utile ; sources *séléniteuses*, peu *potables :* stations *thermales*, sali alcalines.

*Les atterrissements* forment le trait d'union, au point de vue des terr et de leurs productions, entre les divers [illegible], et à leurs diverses latitu et altitudes, de constitution géologique [illegible]rente.

Les atterrissements reproduisent, acc[illegible]ntellement, dans les val calcaires de la Seine, de l'Ariège, de la Garonne, de l'Adour, etc., terrains et leurs productions spéciales, châiaigniers, genêts, bruyè fougères, etc., à l'état permanent, dans leur patrie, les terrains prim des Cévennes, etc. Ces faits sont favorables à la propagation de la vig qui se complait dans les terrains alluviens, sablonneux.

Dans les Pyrénées, ces conditions d'habitation, de culture, de bien-ê pour l'homme, sont à peu près restreintes aux vallées d'atterrissement.

IV. *L'influence des eaux* sur la santé, sous le rapport de leur nature, leur origine géologique.

L'observation a démontré que les phlegmasies des voies digestives le choléra morbus, en particulier, sont bien plus rares dans les pays pri tifs, granitiques, schisteux, que dans les régions calcaires. L'eau pure un précieux agent préventif et curatif de l'irritation *névrasculaire*, l'or ne principale des maladies. (Congrès de Paris, section géologique, 18

## III

*Une étude philosaphique de la taille des arbres fruitiers, foudée sur les grandes lois de la nature.*

I. La surabondance, la profusion des germes reproducteurs, en raison leurs nombreuses causes de destruction. De là, l'indication de la tai comme réduction de cette exubérance polifique, en rapport avec la p sance végétative de la sève ; et comme report de cette végétation restrei plus près de la tige et dans de meilleures conditions de développement.

2. La force ascensionnelle de la Sève, en raison de la disperson germes. De là, l'indication du pincement, comme répression de cette e bérance de sève, et sa répartition, plus harmonique, sur les éléments, a rapprochés de la tige.

3. La subjection, l'infériorité de la *fructification* à la *végétation ;* boutons à fruit se développant toujours au-dessous des boutons affecté la végétation. De là, l'indication d'une taille longue qui réserve une pl à tous les éléments, qui donne satisfaction à toutes les exigences de *végétation* et de la *reproduction*.

4. La taille est relative à la forme : La meilleure est la naturelle. toutes les formes artistiques la préférable est la pyramide pour les gra arbres, le cordon vertical pour les petits.

(A Suivre).

www.ingramcontent.com/pod-product-compliance
Ingram Content Group UK Ltd.
Pitfield, Milton Keynes, MK11 3LW, UK
UKHW020220200726
13856UKWH00004B/1515